AF385340

NOUVEAU MÉMOIRE

SUR LA

PREMIÈRE DENTITION

Résumé de trente années d'expérience et de recherches

DE L'UTILITÉ DES HOCHETS

DES INCONVÉNIENTS DE CEUX DU COMMERCE

DU HOCHET-BIBERON ÉLASTIQUE A JET CONTINU OU INTERMITTENT,
A AIR COMPRIMÉ, A VOLONTÉ ET SELON LES INDICATIONS

Par WILLIAM ROGERS

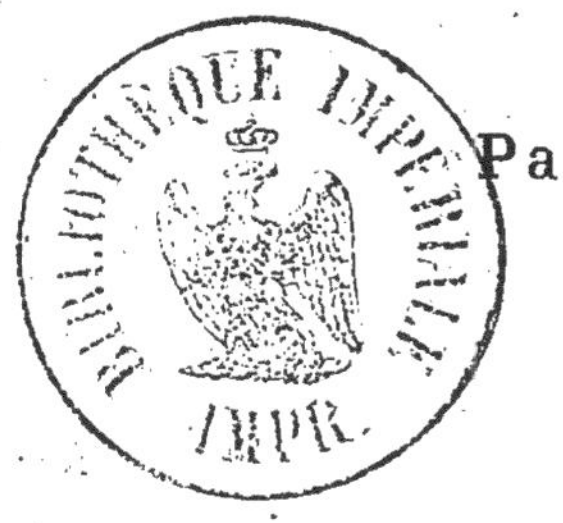

DENTISTE DE LONDRES

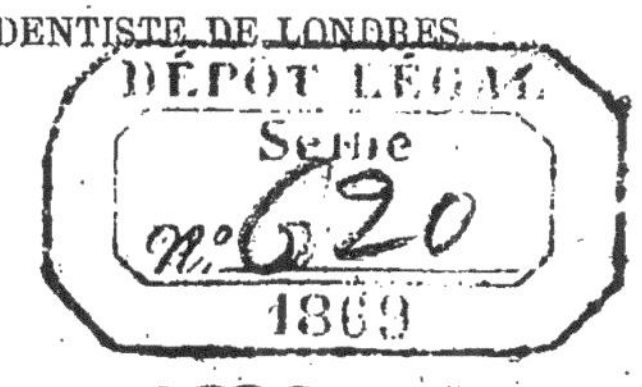

PARIS

CHEZ L'AUTEUR

270, RUE SAINT-HONORÉ

Et chez tous les principaux Libraires

1869

Imprimerie de *l'Illustration*, A. Marc, rue de Verneuil, 22, à Paris.

NOUVEAU MÉMOIRE

SUR LA

PREMIÈRE DENTITION

Résumé de trente années d'expérience et de recherches

Dans un ouvrage publié il y a vingt ans (1), nous nous exprimions ainsi au sujet des hochets :

« Le hochet a ses partisans et ses détracteurs; ses
« inconvénients et son utilité dépendent peut-être du mo-
« ment où on le met en usage. — Si dans les premiers
« moments du travail des dents on donne un hochet à
« l'enfant, il le mord sans cesse, appuie fortement ses
« gencives contre ce corps dur. Cet instrument, qui est
« ordinairement en or, en argent, de cristal ou d'ivoire,
« ne peut que durcir les gencives et les rendre susceptibles
« de résister plus longtemps à la dent qui tend à les
« percer.

(1) William Rogers, *Encyclopédie du dentiste*, 1 vol. in-8°, chez Baillière, rue de l'École de Médecine, 17, et chez l'auteur, rue Saint-Honoré, 270.

» Dans le premier cas, on doit se borner aux émollients ;
« mais lorsque les dents, plus avancées dans leur déve-
« loppement, ont suffisamment aminci les gencives, l'usage
« du hochet peut être recommandé.

« Un très-bon hochet est celui fait en caoutchouc.
« L'enfant, à cet effet, le serre avec plus de force, parce
« que le chatouillement est plus vif et plus incommode.
« Les gencives, amincies et très-tendues, se trouvent plus
« directement pressées entre deux corps durs ; elles cè-
« dent facilement à cette double action. On peut substi-
« tuer facilement au hochet une croûte de pain recouverte
« de confitures et de miel ; ce dernier moyen est même
« préférable, car il excite la salivation. Avec les croûtes
« de pain, l'enfant avale la salive, qu'il perd avec les ho-
« chets ordinaires. »

Dans ces quelques lignes, nous ne faisions qu'exposer le
résultat de nos observations. Nulle idée préconçue, nulle
vue théorique n'avaient présidé à leur rédaction. A notre
insu, les idées que nous avions professées au début de
notre carrière, s'étaient insensiblement modifiées, et
finalement nous avions été invinciblement amené à
nous apercevoir que les hochets, d'un usage si général,
étaient plus souvent nuisibles qu'utiles, et ne répondaient
nullement au but que l'on s'était proposé d'atteindre. En un
mot, ce sujet n'avait été pour nous l'objet d'aucune recher-
che, d'aucune étude particulière, et nous n'avions jamais
conçu un moment la pensée qu'il fût digne de fixer l'at-

tention. Ce n'est que lorsqu'une longue expérience nous eut révélé les nombreux inconvénients des hochets en usage, que nous nous demandâmes si cette question ne méritait pas d'être l'objet d'un examen sérieux.

En 1847, nous nous étions proposé, en publiant une seconde édition de notre *Dictionnaire des sciences dentaires*, d'exposer à la fin de l'ouvrage le résultat de quelques-unes de nos recherches ; mais elles étaient fort incomplètes. Quelques-unes d'entre elles confirmaient, à la vérité, les idées théoriques que nous avions émises ; d'autres, au contraire, infirmaient les hypothèses si séduisantes qui nous captivent. Bref, sur bien des points, ne pouvant nous exprimer que d'une manière dubitative, comme en 1845, nous préférâmes ne pas combler la lacune laissée à dessein dans ce livre.

L'on voit toutefois que dès l'année 1845 nous étions pleinement convaincu que les parents s'abandonnaient à une fâcheuse sécurité du moment qu'ils avaient mis entre les mains de l'enfant un hochet quelconque. Nous étions déjà d'avis que ceux formés d'une substance dure devaient être rejetés par deux motifs : 1° parce qu'ils retardent au lieu d'accélérer l'évolution dentaire, en amenant une induration du tissu gencival ; 2° parce que c'est précisément dans les moments où les enfants auraient le plus besoin d'être soulagés, et lorsque les hochets seraient le plus utiles, que ceux que l'on trouve dans le commerce deviennent de véritables instruments de supplice. Avant que la dent ne perce, la gencive se gonfle, rougit, s'enflamme légèrement à une ou plusieurs reprises ; l'enfant souffre. Tant que l'inflammation est légère, il n'y a pas lieu de s'en inquiéter. Ce n'est pas là un état maladif, mais bien la marche régulière qu'affecte la nature. Notre intervention doit se borner à la seconder, à calmer les souffrances de l'enfant, à conjurer les accidents qui peuvent naître. C'est dans ce cas que les frictions légères, les émollients, les moyens propres à procurer le sommeil, ont été recommandés par les médecins. Mais que, lors d'une de ces crises salutaires, l'enfant morde vivement son hochet, il ressentira aussitôt une violente douleur qui durera plus ou moins longtemps. Cette contusion est quelquefois tellement violente qu'elle peut instantanément amener des convulsions. Heureusement, il est vrai que cet accident s'observe rarement, mais il ne nous est plus permis de douter que ces crises nerveuses doivent, dans certains cas, être attribuées uniquement à cette cause. Nous fûmes, en effet, témoin d'un pareil malheur. L'enfant d'un tapissier eut des convulsions immédiatement après avoir mordu le manche d'un instrument que son père avait déposé sur une tablette de cheminée. Ceci nous fit penser que peut-être était-ce à tort que nous avions taxé d'invraisemblables les récits que nous avaient faits quelques mères et des nourrices sur le début de la maladie dont nous parlons.

Ceux qui ont été victimes de pareilles mésaventures,

lors de l'évolution des dents de sagesse, peuvent seuls comprendre combien de pareilles souffrances peuvent être vives, atroces. « La plus vive douleur que j'aie ressentie en ma vie, nous dit un de nos clients, douleur qui alla jusqu'à la défaillance, fut occasionnée par une attrition subite de la gencive. Une des dents de sagesse était prête à percer, la gencive était boursoufflée, mais non douloureuse en ce moment. Elle fut broyée, moulue à la place d'un morceau d'os qui s'était glissé entre elle et la dent de dessus. »

Qui n'a vu des nourrices s'impatienter contre leurs nourrissons, que rien ne parvenait à calmer, et dont les cris redoublaient lorsqu'elles leur mettaient dans la bouche l'anneau de leur hochet ? Dans le jardin des Tuileres, nous vîmes un jour la foule ameutée autour d'une mère qui venait de corriger son enfant. Deux fois cette pauvre petite fille, ne cessant de se débattre et de crier, avait jeté à terre un morceau de racine de guimauve que sa mère lui avait présenté. Celle-ci, impatientée contre un enfant auquel elle prêtait gratuitement des idées de méchanceté, d'insubordination, l'avait secoué et frappé pour le faire taire. L'état effrayant où fut plongée instantanément cette pauvre petite créature, en proie à la terreur et aux souffrances, ne saurait être dépeint. Dieu merci, l'instinct maternel éclaire généralement mieux les mères et les nourrices. La plupart comprennent parfaitement que les enfants ne sauraient serrer un corps dur entre leurs gencives enflammées sans augmenter leurs souffrances. Aussi, en ces moments de crise, se contentent-elles de pratiquer quelques légères frictions, soit avec le doigt, soit avec l'anneau. La salivation devient plus abondante, l'enfant cesse de crier et s'endort.

D'autres praticiens ont décrit les inconvénients attachés à l'usage des hochets durs. Quelques-uns ont été tellement frappés de leurs fâcheux effets, qu'ils sont arrivés à donner aux mères le conseil de ne pas s'en servir et d'abandonner le travail aux seuls efforts de la nature, affirmant qu'on contrarie plus souvent celle-ci qu'on ne la seconde. Il en est même qui pensent que l'art ne saurait déterminer aucun changement favorable, ni faciliter en quoi que ce soit le travail de la dentition. Nous comprenons ce découragement, mais nous ne le partageons pas, car nos recherches nous ont amené à une conviction diamétralement opposée.

Résumant les opinions des médecins, nous nous sommes demandé : Les hochets exercent-ils réellement une influence salutaire, ou bien n'ont-ils que le pouvoir que notre imagination leur accorde? Doivent-ils être comparés à ces amulettes qui ne nous préservent qu'accidentellement, d'après des lois physiques bien connues, et qui, le plus souvent, ne nous préservent pas du tout? Doivent-ils être considérés comme de simples joujoux destinés à distraire les enfants et à rassurer les parents alarmés?

La valeur intrinsèque du hochet, a-t-on dit, fait sa valeur réelle. Du moment qu'il satisfait la vanité du père et de la mère, qu'il répond aux exigences de la nourrice, qu'il amuse l'enfant, il a atteint son but, et le médecin doit se contenter de conseiller aux mères de les choisir tels, que l'enfant ne puisse se blesser en s'en servant.

Des médecins célèbres, qui ont joui d'une réputation européenne, se sont inscrits en faux contre ces assertions. « Les hochets, disent-ils, favorisent, accélèrent la sortie des dents en provoquant la salivation, en ramollissant les gencives. De plus, la salivation maintient l'inflammation dans de justes bornes, et prévient ces accidents formidables qu'on n'observe que trop fréquemment à l'époque où les dents sont sur le point de percer. »

« Les hochets, ont objecté ceux qui en ont constaté les pernicieux effets, au lieu de les conjurer, les provoquent. Ils doivent donc être frappés d'une réprobation universelle. »

Ainsi, d'après les premiers préopinants, les générations qui se succèdent sacrifieraient à la mode, à un préjugé transmis à travers les siècles. Mais, s'il en est ainsi, l'on doit se demander : D'où vient que ce préjugé est plus enraciné que tant d'autres qui finissent par disparaître devant les progrès de l'esprit humain, les lumières de la science? D'où vient que les mères s'empressent de pendre au cou de chaque nouveau-né ce joujou, si ridicule, si insignifiant, dont quelquefois elles se sont moquées elles-mêmes? Ceci nous amène à rechercher l'origine des hochets.

De bien des inventions la date précise, le nom de l'auteur

nous échappent. La date de l'invention des hochets, au contraire, nous est bien connue, de même que nous connaissons ceux qui s'en sont servis les premiers. Observez les enfants en proie aux premières douleurs de la dentition. De même que les jeunes chiens, les jeunes animaux, en général, ils éprouvent le besoin de mâcher, de mordiller, de serrer quelque chose entre leurs gencives. Leurs doigts, le pouce de préférence, le sein de la nourrice, une partie de leur vêtement, leur servent de hochet. Peuvent-ils se saisir de votre main, ils porteront vos doigts à leur bouche, et vous pourrez vous convaincre qu'ils éprouvent, comme nous l'avons dit, un besoin impérieux de mordre. Il est donc permis d'affirmer que les hochets sont nés avec les premiers enfants qui ont vu le jour sur notre globe. Les parents s'habituent vite au langage muet de leurs enfants; leur sollicitude les tient constamment en éveil. Là où toute autre personne n'eût vu qu'un caprice, un hasard, un père, une mère ont entrevu une manifestation de l'instinct, d'un besoin réel, et ils ont fabriqué des hochets aux enfants. Seulement il est permis de supposer que si ceux-ci étaient à même de les faire, ils ne se contenteraient pas des premières substances venues, mais donneraient la préférence à des corps dont les propriétés physiques se rapprochent davantage de celles des gencives ou des doigts, des hochets, en un mot, dont ils se servent à défaut de ceux que nous leur donnons. D'où vient que tant d'instruments de chirurgie ont été inventés, perfectionnés par des mala-

des complétement étrangers à la science? C'est que la né-
cessité est la mère de l'industrie, que celui qui souffre ne
peut s'imaginer qu'on ne puisse trouver un remède à ses
maux, et que souvent les souffrances, les sensations éprouvées, éclairent quelquefois mieux que les notions médicales
les plus justes. Si les fabricants de hochets avaient pu se
rendre compte des sensations éprouvées par les enfants, ou
mieux, s'ils avaient réfléchi qu'il fallait baser là-dessus
leur fabrication, il y a bien des siècles qu'un bon hochet
serait trouvé, ou, du moins, que l'on n'aurait connaissance
de ceux qui servent aujourd'hui que par la lecture des vieux
traités de notre art.

Il nous semble que cet instinct, manifesté si clairement
aux parents, suffit pour témoigner de l'utilité des hochets
et doit inspirer cette pensée : qu'il serait aussi absurde de les
proscrire, en général, parce que ceux dont on se sert sont
mauvais, qu'il serait absurde de se priver de nourriture,
sous prétexte que des aliments très-sains peuvent, en certaines circonstances, se convertir en poisons.

Faites usage de substances dépressibles, qui puissent
céder un peu à la pression des gencives ; de substances, en
un mot, mieux appropriées aux organes auxquels ils doivent
s'appliquer, et vous aurez répondu à toutes les exigences,
atteint le but, satisfait aux lois de la nature.

Mais rien ne fait mieux ressortir l'utilité des hochets, je
devrais dire, rien ne démontre mieux qu'on ne doit pas
négliger d'en mettre entre les mains des enfants, que

l'étude des phénomènes observés pendant la dentition.

Pendant longtemps le mot *dentition* n'avait qu'une signification fort restreinte, cette expression ne servant qu'à désigner la sortie des dents hors des alvéoles.

Aujourd'hui, au contraire, on comprend sous ce nom tous les phénomènes de l'accroissement et de la sortie des dents. Le travail de la dentition a été décrit par une infinité d'auteurs; les uns, ne font que répéter ce qu'ont dit à ce sujet leurs devanciers; d'autres, au contraire, nous exposent les résultats de nouvelles recherches. Chaque jour voit éclore de nouveaux travaux.

Le rôle que remplissent les dents dans l'organisme est de jour en jour mieux apprécié. Les pathologistes, confirmant les idées entrevues par les physiologistes, reconnaissent tous aujourd'hui que bien des maladies graves de la bouche, du système nerveux, dont on ne pouvait naguère reconnaître l'origine, sont dues à une altération du système dentaire.

Ils ont démontré sans réplique non-seulement que l'évolution de ces organes peut donner lieu à une infinité d'accidents graves, qu'il s'agit de conjurer, mais encore que leur mauvais état, leur absence amènent naturellement une mastication imparfaite, d'où assimilation incomplète des aliments, d'où troubles variés des fonctions digestives, maladies des premières voies et quelquefois même la mort à la suite de leur dégénérescence, ou d'autres affections secondaires. Et dire que des personnes, possédant une denture admirable, s'exposent à ces maux et à une carie générale, par paresse, négligence ou précipitation, en ne faisant pas usage des dons que la nature leur a départis.

Se basant sur de longues séries d'observations, quelques physiologistes ont voulu préciser l'époque à laquelle perçaient généralement les dents de la première et de la seconde dentition. Ces travaux nous amènent, une fois de plus, à cette conviction que la nature ne s'astreint pas à cette marche régulière que nous aimerions tant à lui trouver, ou mieux, qu'une foule de ses secrets nous échappent encore. Si, en dressant ces statistiques, on eût formé des groupes, on eût tenu compte de la constitution, du tempérament, du milieu dans lequel vivent les enfants, et de la manière dont ils sont nourris, peut-être serait-on arrivé à des résultats plus satisfaisants. Que dire aujourd'hui, en effet, sinon que généralement la première dentition commence dès l'âge de six à dix mois, quelquefois déjà au troisième mois, et même avant la naissance; que, chez la plupart des sujets, toutes les dents de lait sont sorties vers l'âge de deux ans à deux ans et demi; que les quatre premières molaires permanentes percent vers la fin de la quatrième année, quelquefois plus tard? Si nous ajoutons que la seconde dentition commence ordinairement vers l'âge de sept ans pour se terminer vers la dixième ou douzième année, que les dents de sagesse apparaissent (quand elles ne restent pas renfermées dans leurs alvéoles), vers l'âge de dix huit à vingt-cinq ans, souvent seulement après trente ans, nous aurons concilié les opinions si variées émises à ce sujet.

On ne peut de même émettre que des généralités sur l'ordre dans lequel apparaissent les divers groupes des dents.

Si maintenant nous jetons un coup d'œil sur les mémoires que les anatomistes ont fait paraître dans ces cinquante dernières années, nous voyons que la composition intime, la structure, la texture, le développement, l'accroissement des dents, ont été étudiés en Hollande par Van Kaathoven et Leuwenhoek; en Italie, par Malpighi; par Hunter, Fox, Bell, Jobson, Nasmyth, Tomes, Goodsir, Owen, en Angleterre; par Hérissant, Serres, Cuvier, Oudet, Geoffroy Saint-Hilaire, Rousseau, Blandin, Duvernoy, en France; par Bau, Ludwig, Sehreger, Linderer, Arnold, Fraenkel, Weber, Heusinger, Purkinje, Retzius, Erdl, Raschkow, Rau, Schwann, Krause, Henle, etc., en Allemagne. Leurs travaux, revus et sévèrement contrôlés par des observateurs non moins célèbres venus après eux, paraissent si complets qu'on peut se demander s'ils n'ont pas reculé les limites de la science aussi loin qu'il nous est permis de le faire avec nos moyens d'investigation actuels (1).

(1) Que ce que nous disons ici ne décourage pas ceux qui se seraient proposé de faire de nouvelles recherches; ils trouveront bien des erreurs à rectifier, bien des problèmes à résoudre. Nos observations ne nous laissent pas le moindre doute à ce sujet.

Et cependant, dans tous les documents, dans tous les mémoires, concernant les recherches faites sur le travail de la dentition, nous n'avons pu trouver une ligne, une pensée qui pût nous éclairer sur l'objet de nos recherches. Notre déception fut d'autant plus vive, que nous sentions fort bien qu'il nous serait impossible de nous rendre un compte exact de l'action exercée par les hochets, tant que nous ne connaîtrions pas, d'une manière exacte, les phénomènes qui précèdent et accompagnent l'évolution des dents. En d'autres termes, à quelles causes est due la sortie des dents? quels sont les changements qui s'opèrent dans les gencives? et quelles sont les modifications qu'elles subissent à partir du moment où la dent fait effort pour sortir de l'alvéole? Voilà les questions dont la solution seule devait dissiper nos doutes. La science étant muette sur ce point, nous dûmes nous résigner à nous livrer à des recherches, à des observations suivies (1). Elles ont eu pour objet l'évolution des dents de lait, des dents permanentes, des dents de sagesse.

(1) Ces recherches nous seraient devenues impossibles si elles ne nous avaient été facilitées par des médecins qui, non-seulement nous ont mis à même d'étudier le mécanisme de la sortie des dents sur un grand nombre d'enfants en bas âge et de sujets chez lesquels les dents de sagesse faisaient leur apparition, mais qui de plus ont eu la bienveillance de mettre à notre disposition des pièces anatomiques et de nous aider dans des préparations, des expériences excessivement délicates. Qu'ils reçoivent ici nos remerciements.

Les données comparatives qu'elles nous ont fournies devaient s'expliquer, s'élucider les unes par les autres.

En résumant nos observations, nous avons pris note d'une foule de particularités intéressantes, qu'il nous serait impossible de reproduire ici. Comme elles n'ont qu'un rapport fort éloigné avec le sujet que nous traitons actuellement, nous avons dû les passer sous silence.

Pour ne pas allonger un mémoire qui prend déjà trop d'extension, nous allons indiquer simplement, et à grands traits, les diverses phases de ce travail, en ne tenant compte que des faits qui nous permettent de résoudre les questions que nous nous étions posées dans le principe.

La sortie des dents est due aux modifications, pour ne pas dire aux métamorphoses que subissent les gencives. Ces changements d'état sont déterminés par la compression, la salivation, l'absorption, qui amènent à leur suite tantôt un simple amincissement, et constamment une séparation de fibres étroitement unies jusqu'alors.

Ce serait étrangement s'abuser que de croire que ces causes agissent l'une après l'autre dans l'ordre que nous leur avons assigné, et de penser que l'une disparaît quand une autre se manifeste, ou même qu'elles alternent entre elles. Au contraire, il y a une série de phénomènes simultanés, dont quelques-uns même existent avant qu'un symptôme quelconque nous révèle le travail de la dentition. C'est ainsi que l'absorption n'est qu'activée, s'exerçant depuis le moment de la naissance jusqu'à

la mort sur tous nos tissus, et cette résorption de la portion de gencive destinée à disparaître a lieu dès les premiers signes de compression et ne cesse que lorsque la
dent se présente sous la forme que nous lui connaissons.

C'est ainsi encore que la compression s'exerce d'une
manière permanente et de plus en plus efficace, car
bientôt elle s'exerce sur des tissus altérés, ramollis,
privés de cohésion. On peut dire la même chose de la
salivation. En résumé, coïncidence des causes, les unes
primitives, les autres secondaires, action continue pendant toute la durée du travail : toutes ces causes, étant
enfantées l'une par l'autre, concourent au même but.

Seulement, dans certains moments, ce sont les effets de
la compression, dans d'autres, ceux de la congestion ou
de l'absorption, qui nous frappent davantage.

Malgré notre désir d'exposer aussi brièvement que pos-
sible les résultats de nos recherches, nous sommes forcé
d'entrer dans quelques détails.

Après avoir confronté, discuté les opinions, les hypothèses, si contradictoires quelquefois, émises à ce sujet,
nous avions tout d'abord été invinciblement entraîné à
faire une description des parties examinées au moment
où elles deviennent le siége du travail. Mais, toutes réflexions faites, nous avons retranché toute cette partie de
notre Mémoire. Il y avait fort peu d'inconvénients à ce
que nous en agissions ainsi, et, d'un autre côté, ce sacri-
fice avait l'avantage inappréciable de ne pas scinder notre

2

travail, de ne pas faire perdre de vue le sujet que nous traitons.

Disons donc simplement que les dents ont à vaincre la résistance de tissus présentant une épaisseur fort notable et une densité telle, qu'elle ne saurait être mieux comparée qu'à celle des tissus fibreux les plus résistants, à celle des fibro-cartilages. Il nous semble qu'il suffit de rappeler que les gencives, après la chute des dents, peuvent en remplir avantageusement les fonctions, et résister au choc des corps les plus durs, pour faire comprendre combien l'obstacle qui s'oppose à leur sortie serait invincible, si ces membranes n'étaient modifiées par le travail même. Ces considérations suffiront pour faire comprendre comment le tissu gencival, qui paraît doué d'une insensibilité telle, que sa division n'excite presque pas de douleur, peut, par sa résistance lors de la pression exercée par les dents, au moment de leur éruption, déterminer les accidents les plus graves.

Le rôle que joue la compression est tellement évident qu'il nous frappe tout d'abord, et nous porte à ne pas tenir compte des effets dus à d'autres causes. Il n'est personne qui ne se dise que la dent perce parce que, par le fait de sa croissance même, elle doit faire effort contre les parties qui l'emprisonnent et vaincre finalement leur résistance. Cette explication paraît répondre à tout et être en même temps tellement logique et naturelle, que très-souvent nous avons entendu comparer l'évolution des dents à l'apparition des plantes qui s'épanouissent au soleil peu de temps après que le germe qui leur a donné naissance a été profondément enfoui dans le sol. De là peut-être la négligence qu'on a mise à étudier les effets que détermine cette compression. En effet, quoique nous ayons feuilleté bien des Traités, nous n'avons pu trouver nulle part une explication satisfaisante de ce fait, et nous ne pensons pas qu'on puisse citer une seule étude faite à ce sujet, un seul passage qui témoigne qu'on en eût saisi l'importance. Aussi nos questions à ce propos n'étaient-elles saisies que difficilement par ceux à la science desquels nous avions pensé devoir recourir. Qu'est-ce que la science, en général, si ce n'est un ensemble de solutions à des questions précises, nettement formulées et délimitées? Or, si beaucoup de problèmes bien connus restent à résoudre, il en est encore plus qui n'ont pas été résolus, par cela même qu'ils n'ont été ni proposés ni entrevus.

On sait, d'ailleurs, combien nous sommes disposés à nous payer de mots, à éluder les difficultés au moyen d'explications plus ou moins vagues, d'hypothèses plus ou moins vraisemblables, toutes les fois que nous ne pouvons échapper à une discussion approfondie. C'est ainsi que nous invoquions l'ulcération, la mortification d'une partie du tissu gencival pour arriver à expliquer la sortie de la dent. Bien que nos observations journalières eussent de tout temps ébranlé cette croyance et nous eussent infligé de nombreux démentis, cependant (ne pouvant donner d'autres raisons de ce fait), nous nous contentions, faute de mieux, de cette hypothèse, tout en nous disant que nous nous trompions vraisemblablement nous-même. Mais qu'on réfléchisse que cette hypothèse repose sur une erreur anatomique consacrée par les siècles, et qui, loin d'avoir été relevée par les anatomistes modernes, s'est perpétuée dans les écrits de tous ceux qui ont traité ce sujet ; peut-être nous trouvera-t-on excusable. Rien, en effet, ne nous est plus difficile que d'arriver à la persuasion intime que certaines erreurs grossières aient pu échapper aux yeux d'hommes jouissant d'une célébrité le plus souvent péniblement acquise et généralement si bien méritée. Bien des praticiens se contentent, du reste, de cette supposition, comme il nous a été loisible de nous en assurer en discutant avec eux cette question jusque dans les moindres détails. Poussés à bout, ils finissaient toujours par admettre que, grâce à la compression, à une ulcération ou une mortification restreinte, une petite partie du tissu comprimé livrait passage à la dent. Et cependant l'aspect seul du liséré de la gencive eût dû nous avertir que nous ne sacrifiions qu'à de vaines théories, à des hypothèses que rien ne justifiait. Non-seulement l'on n'aperçoit généralement pas la moindre trace d'ulcération au collet des dents, mais il est le plus souvent impossible de saisir, pendant le travail, un seul des signes qui caractérisent ce mode de terminaison de l'inflammation. On peut en dire autant de la supposition toute gratuite que la portion de gencive disparue ait été éliminée à la suite d'une

gangrène locale. Ce n'est que dans des cas tout à fait exceptionnels, chez des sujets cachectiques, à la suite de quelque contusion du tissu gencival, ou de quelque maladie
intercurrente, qu'on observe quelquefois l'ulcération et la
mortification. Vouloir, d'ailleurs, dans un travail régulier,
faire jouer un rôle à ces phénomènes qui sont évidemment
toujours pathologiques, à des lésions, en un mot, c'est
aboutir à cette absurdité, qu'il faut envisager dans certains cas ces maladies comme des êtres doués d'intelli-
gence, de raison, sachant borner et régler leur action.
Cette pensée nous est suggérée par la lecture de quelques
mémoires de chirurgiens célèbres, amenés à prêter du rai-
sonnement à certains appareils, à certaines parties cons-
tituantes du corps humain, à des liquides, par exemple,
ce qui, du reste, pouvait seul justifier leur conduite,
en opposition formelle avec les préceptes et la pratique de
leurs confrères.

Depuis nos recherches à ce sujet, nous avons trouvé que
le problème avait été posé avant nous, et cela à son insu,
par l'auteur d'un ouvrage fort estimé, dont la publication
remonte à l'année 1845. Nous transcrivons tout ce qu'il a
dit à ce sujet : « Les dents temporaires, en se développant
« et en s'agrandissant, atteignent la gencive et se font jour
« à travers ce tissu, *probablement* après sa destruction,
« par suite de la compression de ses vaisseaux sanguins. »
Nous avons d'autant plus volontiers cité ce passage, que
l'on voit que cet anatomiste nous avertit qu'il ne fait qu'é-

mettre une probabilité. C'est à la compression des vaisseaux sanguins qu'il faut, d'après lui, attribuer la disparition du tissu gencival. Que veut-il dire ? Ou il n'a fait que retourner la question, la présenter sous une autre forme, ou, ce qui est plus probable, il a pensé que la gencive était frappée de mort.

Les effets de la compression, envisagée d'une manière générale, sont bien connus, car ils ont été observés et étudiés avec soin par les pathologistes. Quelques-uns de ces effets ont été assimilés, avec beaucoup de justesse, à ceux de la ligature. Il en est sur l'observation desquels on a pu fonder une méthode de thérapeutique puissante, expérimentée chaque jour avec succès.

Outre l'induration du tissu cellulaire, une sécrétion plus active des membranes, des bourses séreuses, la compression peut amener à sa suite :

1° *Une extase sanguine* dans les capillaires, un arrêt dans le cours des globules sanguins, d'où inflammation, suppuration. Cet accident s'observe assez fréquemment lors de l'évolution des dents de sagesse.

2° *L'ulcération :* l'ulcération des tuniques des artères par les presse-artères et autres corps destinés à les remplacer ; de la muqueuse de la bouche, par des dents cariées et non cariées ; des gencives, par une accumulation de tartre.

3° *La mortification.* — Que la ligature d'une artère principale d'un membre, arrête complétement le cours du sang, la gangrène ne tardera pas à se manifester. C'est ce que l'on a souvent à déplorer à la suite des opérations les plus heureuses. Que le fluide nourricier ne puisse plus pénétrer dans une région osseuse qui a été soumise à une compression permanente ou momentanée, le séquestre devra être éliminé par la suppuration, comme corps étranger désormais à l'organisme. Les mêmes résultats s'observeront malheureusement trop souvent encore à la suite de la ligature d'un vaisseau se rendant à une tumeur, et la suppuration pourra détruire tous les bénéfices que l'on pensait retirer de l'opération.

4° *L'atrophie et la résorption.* — Si, au contraire, la ligature, la compression, ne privent pas complétement un organe de nourriture, si, de plus, ce n'est que momentanément qu'il reçoit une moindre quantité de sang, on n'observera qu'un changement d'état temporaire, qui se révélera par des symptômes aussi passagers que la cause. L'organe continuera à vivre, à se développer. Mais il n'en est plus de même si la circulation reste languissante. Alors la partie s'atrophie de plus en plus et disparaît bientôt par résorption. La compression, dans ces cas, ne fait que préparer l'absorption, que faciliter les fonctions des vaisseaux chargés de faire disparaître une partie presque privée de vie. On est libre de penser, avec les Browniens, qu'il y a dans ce cas exaltation des forces absorbantes (hyperesthénie) avec d'autres, que la résorption est le résultat d'un défaut d'équilibre entre ces forces et la nutrition ;

mais le fait en lui-même ne motive aucunement notre étonnement. L'on sait que toutes les parties du corps se renouvellent incessamment, molécule par molécule, et que l'on ne jouit d'une bonne santé que lorsque ce renouvellement se fait aisément. Pour nous, du moins, défaut d'absorption ou absorption languissante impliquent l'existence de maladies, d'infirmités locales ou générales : épanchement, polysarcie, cachexie, etc.

Revenons maintenant à notre sujet, à la description des phénomènes qui président aux modifications successives des gencives.

Compression. — On admet généralement que la compression de la gencive commence alors que la dent exerce une pression immédiate sur elle. Cela n'est pas tout à fait juste, car dès les premiers temps du développement du germe dentaire, les parties molles sont soumises à une compression médiate exercée par la membrane de l'émail. Le premier effet que paraît déterminer cette pression de dedans en dehors est une congestion, une condensation, une rigidité des parties molles, qu'on peut s'expliquer aisément en réfléchissant que les diverses couches de ces parties sont pressées les unes contre les autres ; la pression elle-même doit amener, en premier lieu, une véritable stase sanguine, une gêne dans la circulation, peut-être même une activité momentanément moindre des vaisseaux absorbants. L'inextensibilité du tissu fibreux doit être prise en très-sérieuse considération. Cette densité plus grande qu'acquièrent les gencives est quelquefois telle, qu'elle permet de diagnostiquer à coup sûr un commencement de travail. Ce signe est précieux. Bien qu'en effet l'absence congéniale des dents soit un fait tellement rare que des auteurs ont émis des doutes sur l'authenticité des observations publiées à ce sujet, l'on est néanmoins consulté souvent par des mères qui prennent l'alarme alors que leurs enfants, à l'âge de huit, de dix mois, d'un an, n'ont pas encore de dents.

Cette dureté anormale du tissu gencival induit souvent en erreur des praticiens fort instruits et très-experts. Ils ne doutent pas que ce ne soit la dent elle-même qu'ils sentent, ils en prédisent la sortie prochaine, et ce n'est quelquefois que plusieurs semaines après qu'elle apparaît.

Ce signe est fugace, transitoire comme l'état des parties molles soumises à la pression, et n'a pas toujours la valeur que nous venons de lui reconnaître. Souvent, en effet, l'on est consulté alors qu'il a fait place à un ramollissement marqué, et l'on juge mal de l'état actuel, n'ayant pas été consulté antérieurement et à temps.

Sous l'effet de cette pression constante, bientôt la gencive s'amincit, et, les autres causes énumérées plus haut aidant, se laisse traverser.

Imbibition. — La gencive, ainsi comprimée, amincie, ne recevant plus une aussi grande quantité de sang et la recevant plus lentement, est dès lors dans des conditions telles

que la salive suffit pour amener une véritable décomposition.

Je dirais volontiers que la gencive est dès lors soumise à
une véritable macération, si l'usage n'avait consacré cette
expression à l'opération qui consiste à soumettre à l'action
d'un liquide froid des parties organiques qui n'ont plus
aucun rapport avec le corps dont elles sont détachées.

Désignons cet état des tissus se laissant pénétrer de
toutes parts par la salive, ou mieux, l'action de celle-ci sur
eux, sous le nom d'imbibition, mot de création heureuse,
exprimant la pénétration, entre les molécules d'un corps
organisé, des liquides avec lesquels il entre en contact.

Ce n'est pas, en effet, par ses propriétés chimiques que
la salive amène le ramollissement de ce tissu, du moins
rien ne nous autorise à le penser. Il est dû uniquement, selon nous, à ce que la salive peut, dès ce moment, se glisser facilement entre les fibres, les écarter
les unes des autres. Elle fait ici l'office d'un coin, ou
mieux, de la goutte d'eau au moyen de laquelle nous ob-
tenons ces belles préparations anatomiques que le scalpel
n'eût pu nous fournir. Il ne faut pas oublier toutefois que
les fibres ramollies doivent céder plus facilement à cette
distension, et de plus que cet effet a été préparé, facilité
par l'absorption des molécules organiques interposées aux
fibres.

Ramollissement, divarication des fibres. — L'imbibition détermine donc un ramollissement, une dissocia-

tion, une véritable divarication des fibres, et c'est à travers l'écartement de celles-ci, le passage étant devenu libre par suite de la résorption des molécules organiques qui les tenaient accolées, que la dent peut se frayer un chemin. Je comparerais volontiers la manière dont se fait cette sortie à celle de la pénétration des aiguilles à acupuncture qui pénètrent ou sont réputées pénétrer dans les tissus, en se frayant un chemin entre les fibres sans jamais les traverser. Un cuspide passe ainsi à travers une véritable boutonnière, qui ne tarde pas à s'agrandir au point de laisser passer toute la couronne.

Nous ne pouvons relater ici toutes les différences individuelles observées à ce sujet, ni suivre le progrès de ce travail tant sur les incisives, les canines, les molaires, que sur les dents de la première et de la seconde dentition. Disons seulement que dans cette étude on trouve l'explication de l'évolution plus facile des dents de remplacement, qui percent généralement sans provoquer d'accident sérieux.

Constatons encore que l'usure de la gencive se fait toujours sur le sommet des canines ; que, lors de l'évolution des incisives temporaires, c'est généralement une de ces pointes dont on les voit hérissées, et non pas un des angles de la couronne, qui apparaît en premier lieu ; enfin, c'est un des cuspides des molaires qui franchit le premier les alvéoles.

Nous avons remarqué que c'est généralement pour les dents de sagesse du bas un des cuspides postérieurs ; un des cuspides antérieurs, au contraire, pour les dents d'en haut. Sans attacher une grande importance à cette explication, nous pensons qu'on peut attribuer ce fait à ce que, selon que la dent appartient à l'arcade supérieure ou à l'arcade inférieure, la pression exercée par la dent sur la gencive, la tension de celle-ci, doivent être plus fortes dans un point que dans l'autre.

Absorption. — D'après tout ce que nous avons exposé ci-dessus on a déjà dû pressentir que l'absorption jouait le rôle principal. A peine la condensation des tissus a-t-elle été opérée, que les vaisseaux absorbants viennent en aide à la compression pour amener promptement l'amincissement du tissu gencival. — C'est l'absorption interstitielle qui permet à la salive de se glisser entre les fibres et de les séparer ; elle s'exerce, enfin, sur les bords de la solution de continuité due à ce passage du cuspide, et finit par amener la disparition de toute la portion de tissu qui est encore en excès.

Mais avant d'entrer dans quelques détails à ce sujet, nous devons considérer quel est l'aspect de la gencive au moment où l'un des cuspides vient à percer. On a résumé ce qui se rapporte à ce moment du travail en ces termes : « La gencive gonfle, devient rouge, puis blanchit uniformément ; enfin, la dent perce. » Généralement, en effet, elle présente une blancheur uniforme sur les incisives, et même il n'est pas rare de lui trouver une apparence pultacée, ce que, lors de la première dentition, la pression des pointes, dites fleurs de lis, chez les chiens, explique fort bien. Ce n'est que par la compression médiate, au contraire, qu'on peut expliquer le ramollissement et la perforation centre pour centre de la partie de gencive qui recouvre la couronne des molaires. Mais il n'en est pas toujours ainsi. Par exemple, lors de l'évolution des dents de sagesse, l'on peut observer que, si le cuspide a passé à travers une portion de gencive décolorée, ramollie, le reste de l'opercule a conservé en entier tous les caractères naturels du tissu, ou bien que celui-ci ne présente un aspect légèrement différent que sur les bords de la solution de continuité.

Nous avons observé la marche de ce travail sur un grand nombre de dents, à toutes les périodes de l'évolution dentaire, et, en confrontant nos observations, en ne tenant pas compte de quelques anomalies, nous étions arrivé à décrire la marche progressive de la résorption du tissu gencival, tel qu'il nous fut peu de temps après donné de l'observer, lors de l'évolution d'une dent de sagesse.

La lenteur du travail présenta, dans ce cas, quelque chose de tout à fait insolite. Quinze mois s'écoulèrent entre le moment où une première tension de la gencive avertit le client qui fait le sujet de cette observation, de l'apparition plus ou moins prochaine de la dent de sagesse, et celui où la couronne fut complétement dégagée; ce qui n'arriva que cinq mois après que le cuspide postérieur et externe se fut frayé un passage à travers la gencive. La résorption se fit si lentement qu'on pourrait légitimement supposer qu'il y avait des temps d'arrêt, si nos observations, se contrôlant l'une l'autre, ne nous démontraient le contraire. En premier lieu, le cuspide parut comme étranglé par la gencive, qui en embrassait étroitement la base. Mais deux jours après, on put aisément distinguer une fente qui, sur un plan antérieur au bord postérieur de la couronne, s'étendait, non au cuspide ou au bord opposé, mais toutefois plus loin que le milieu de la superficie de la couronne. Peu après, la gencive blanchit dans une petite étendue, la partie postérieure de la couronne devint visible, et la salive put s'engager abondamment dans le cul-de-sac, sous l'aspect de pont, de tablier, que formait la gencive. A partir de ce moment, le travail se ralentit et l'aspect des parties changea. Tandis que la gencive paraissait encore conserver une notable épaisseur au-dessus du bord antérieur de la couronne, la lèvre antérieure de la solution de continuité primitive était devenue, au contraire, excessivement mince, tranchante, falciforme, transparente, dans l'étendue de deux millimètres vers la partie moyenne. Cette portion de gencive ne pouvait être mieux comparée qu'à la lunule des ongles. Elle paraissait exsangue, privée de vaisseaux, tandis que le reste du tissu gencival, loin d'être décoloré, paraissait plutôt un peu plus injecté qu'à l'état normal. Ce croissant disparut par résorption pour faire place à un autre, et ainsi de suite jusqu'à ce que l'émail fût complétement à découvert.

Notons, en passant, que chez ce sujet, l'absorption ne

paraissait reprendre un peu d'activité qu'après une turgescence passagère de la gencive, accompagnée quelquefois
de douleurs légères. De même que bien d'autres, il se
procurait du soulagement en mâchant légèrement la partie
endolorie.

D'autres fois, au contraire, la gencive semblait, dans
toute son étendue, avoir conservé son aspect normal ; seulement elle paraissait plus injectée, et tout autour de la
solution de continuité on apercevait un cercle violacé formé
évidemment par les vaisseaux.

Cette résorption s'opère le plus souvent avec beaucoup
de rapidité et quelquefois sur une large surface, quelquefois, au contraire, lentement et d'une manière graduelle,
faisant disparaître les portions petit à petit, à partir du
centre de la solution de continuité, ou, pour mieux m'exprimer, à partir de l'endroit où le cuspide a percé.

D'autres fois enfin, l'on observe un ramollissement général de la gencive, les cuspides perçant en même temps ou
les uns après les autres.

Ainsi donc, selon l'époque du travail, les progrès accom-
plis, l'espèce de dent qui y donne lieu, l'idiosyncrasie des
sujets, l'absorption s'exerce soit sur un tissu paraissant
avoir conservé, sinon toutes ses propriétés primitives, du
moins sa physionomie naturelle, soit sur une pellicule paraissant privée de vaisseaux, soit sur des fibres ramollies
ou même réduites à leurs éléments primitifs ; mais dans
tous les cas, elle s'exerce non sur des parties privées de

vie, frappées de mort, non sur des produits de la suppuration ou du sphacèle, mais bien sur des éléments naturels, dont la vie est maintenue par la circulation ou l'imbibition. Les éléments de ce tissu entrant dans la composition du sang, du chyle, de la lymphe, peuvent donc être repris sans danger par les vaisseaux absorbants, et leur résorption doit être facile.

Aujourd'hui nous ne pouvons comprendre comment il se fait que nous n'en ayons pas attribué *à priori* la disparition à l'absorption. Nous devrions vraiment être éclairés par l'analogie. Ne voit-on pas, en effet, le testicule s'atrophier, puis disparaître par suite de la résistance qu'oppose la tunique albuginée à l'expansion des vaisseaux séminifères enflammés? Qui ne sait que des hernies épiploïques devenues irréductibles parce que les parties herniées ont acquis un tel volume qu'elles ne peuvent plus repasser par l'orifice qui leur a fourni un passage, se réduisent quelquefois d'elles-mêmes, si on a soin d'exercer sur elles une compression douce et permanente, la tumeur cédant dès lors peu à peu devant l'absorption? Qui n'a été témoin d'un de ces cas malheureux où un organe entier, des tissus excessivement denses, des os même, ont disparu par la même cause, après avoir été soumis à une longue compression? Mais pourquoi chercher des exemples en dehors du sujet qui nous occupe? N'est-ce pas à une véritable résorption qu'il faut attribuer le rétrécissement, la disparition partielle des alvéoles, qui finissent par présenter chez les vieillards la même configuration que chez les enfants? N'est-il pas prouvé que la cloison qui sépare les dents permanentes des temporaires disparaît par une semblable usure ; qu'enfin, les racines des dents de lait sont littéralement résorbées, ce qui rend les couronnes vacillantes et en détermine la chute?

De même les congestions actives, les fluxions dont la bouche devient le siége lors de la dentition, eussent dû éveiller notre attention. En effet, ce ne sont pas seulement les parties circonvoisines et la partie de gencive qui recouvre le collet de la dent qui présentent une turgescence anormale, mais c'est bien le tissu gencival en entier qui se gonfle, rougit, présente, en un mot, tous les signes de vascularisation anormale. Qu'on se rappelle ce que nous avons dit ci-dessus de l'aspect que présente quelquefois, au moment de son absorption, l'espèce de pont qui recouvre les couronnes des molaires, et l'on arrivera à se dire que la compression n'a nullement détruit ses vaisseaux, puisqu'ils deviennent, vers la fin du travail, le siége d'une congestion plus ou moins prononcée, et enfin que la surabondance du sang accélère la résorption. Celle-ci s'opère le plus souvent lentement, d'une manière graduelle, faisant disparaître les portions de tissu petit à petit. Mais souvent aussi elle a lieu avec beaucoup de rapidité, et quelquefois sur une large surface. Elle nous a paru toujours d'autant plus vive que le gonflement des gencives a été plus marqué. Dans l'ostéite, la raréfaction si prompte du tissu osseux, alors que les canaux sanguins charrient une masse énorme de sang, est un exemple de l'énergie avec laquelle la vascularisation des tissus favorise l'absorption.

Hyperémie. — Il ne me reste plus qu'à présenter quelques réflexions sur l'hyperhémie dont la bouche est le siége en ces moments.

Tant qu'il n'y a que simple congestion, l'abord d'une plus grande quantité de sang ne fait que favoriser le travail. Ce serait donc se tromper sur l'état des choses que de considérer comme pathologique la vascularisation anormale de la gencive. Ci-dessus nous avons rappelé qu'avant de se laisser percer, elle gonfle, rougit plusieurs fois. Plus haut nous avons fait mention des modifications que la salive lui faisait subir. Or, à quoi attribuer la salivation, quelquefois si abondaute, qui se manifeste alors, si ce n'est à une congestion légère des glandes salivaires, congestion qui s'explique fort bien par la continuité des tissus? Il est essentiel que celle-ci ait lieu et s'étende même des gencives à d'autres parties de la bouche. Ce n'est que lorsqu'elle s'étend trop, par exemple à une grande partie du tube digestif, ou lorsqu'elle se convertit en inflammation plus ou moins violente, qu'elle devient la source d'accidents graves dont nous n'avons pas à nous occuper ici.

Rappelons seulement ce fait bien prouvé, qu'une inflammation un peu intense enraye, paralyse, annule l'absorption. Ceci revient à dire que la résorption ne s'empare pas du tissu gencival atteint d'inflammation et qu'il est souvent nécessaire de combattre énergiquement celle-ci, si l'on veut triompher d'accidents qui paraissent indiquer une toute autre origine.

Résumons, concluons, et disons quelques mots d'un hochet dans la fabrication duquel nous avons songé à utiliser ces données.

1° L'utilité des hochets ne saurait être mise en doute devant les manifestations de l'instinct des enfants et l'étude des phénomènes physiologiques qui préparent l'éruption des dents.

2° Celles-ci ne peuvent percer que lorsque la gencive a été suffisamment amincie, ramollie, que les fibres ont été discoriées, séparées les unes des autres par suite de la compression et de l'absorption qui s'exercent sur elles ; effets que favorise l'imbibition.

3° Ces changements d'état, ces modifications ont lieu avec beaucoup plus de rapidité, si les gencives se trouvent plus directement pressées entre deux corps d'une consistance égale ; elles cèderont évidemment plus facilement à une double action qu'à une pression unique de dehors en dedans. — De là une première utilité des hochets.

4° Ils ont de plus l'avantage de distraire les enfants, d'exciter la salivation, la congestion, l'absorption, etc., etc., de favoriser, en un mot, le travail dans toutes les phases qu'il parcourt.

5° Il importe d'autant plus de s'en servir, que ce n'est que par leur emploi judicieux que nous pouvons seconder la nature. En effet, les métamorphoses dont nous avons parlé doivent être uniquement attribuées à des causes purement physiques et physiologiques et non à des réactions chimiques purement imaginaires ; il n'y a pas là de décomposition dans le sens propre du mot ; il se fait une simple séparation des fibres ou un retour des tissus à leurs éléments par suite de l'absorption interstitielle.

Les agents chimiques ne pourraient agir que dans des conditions incompatibles avec la vie des tissus, ou du moins, auxquelles on ne saurait songer à soumettre l'organisme vivant. S'il en existe d'ailleurs beaucoup qui excitent sur le tissu cellulaire et autres une véritable corrugation, quels sont ceux qui en amènent le ramollissement ?

D'un autre côté, l'incision, l'ablation d'un lambeau de gencive, doivent être réservées pour des cas tout à fait exceptionnels et ne se pratiquer que lorsque la dent se sent, se voit, pour ainsi dire, à travers les parties molles. Conseiller d'y avoir recours à toutes les périodes du travail, c'est vouloir introniser une pratique barbare, meurtrière. Si encore elle ne faisait que reculer le danger, que l'augmenter ? Mais non ; elle tendrait évidemment à empirer le mal. Du reste, il n'y a que des personnes étrangères aux plus simples notions médicales qui aient pu concevoir l'idée que cette pratique pouvait être érigée en méthode générale. Toutefois, on a lieu d'être étonné que la logique leur ait fait défaut au point de ne pas leur recommander d'arracher les germes immédiatement après, dans la crainte bien fondée que la gencive ne vînt à se refermer de nouveau par dessus. Le tissu cicatriciel présente, en effet, comme on sait, une résistance à laquelle on ne saurait comparer celle des tissus dans lesquels se développent les inodules.

6° Si les hochets ne préservent pas mieux, c'est qu'on les fabrique avec des substances peu convenables.

7° Les hochets durs doivent être proscrits pour plusieurs raisons : ils peuvent donner lieu à des contusions fâcheuses ; ils tendent, au commencement du travail, à maintenir la condensation des diverses couches de la gencive, à l'exagérer, à provoquer l'induration qui s'établit si facilement dans les organes dont le tissu cellulaire forme la base. La gencive surtout y est prédisposée, car le voisinage des os en a modifié la nature au point que nul tissu fibreux du corps humain ne présente une pareille densité.

La dureté qu'acquièrent promptement les gencives chez les vieillards suffirait pour mettre cette vérité à l'abri de toute discussion, si l'inspection anatomique ne la mettait en lumière.

Vers la fin du travail, ces hochets deviennent dangereux ou ne peuvent servir.

8° On doit rejeter de même les hochets qui peuvent se ramollir, par cela même que leur action est inégale, selon leur plus ou moins de consistance, qui varie de moment en moment.

9° L'on ne doit se servir, pour fabriquer des hochets, que de substances inaltérables, molles, dépressibles, de substances, en un mot, dont les propriétés physiques se rapprochent de celles des parties sur lesquelles ils doivent agir.

10° Le hochet doit favoriser le travail dans toutes ses phases, pendant toute sa durée ; il doit augmenter doucement la compression, accélérer le ramollissement des gencives, exciter la salivation, s'opposer à une trop grande déperdition de salive, activer l'absorption, maintenir l'inflammation dans de justes bornes, rafraîchir la bouche au lieu de l'irriter.

11° Son utilité doit être d'autant plus grande, son emploi d'autant plus bienfaisant, plus recommandable, que l'enfant souffre davantage, et a plus besoin d'être calmé. Le but sera d'autant mieux atteint que la compression s'exercera sur une surface plus étendue. De là encore un motif pour ne pas se servir de hochets durs et d'accorder la préférence à ceux qui sont dépressibles.

12° De toutes les substances connues, le caoutchouc seul remplit les conditions énumérées ci-dessus, seul il présente les qualités requises, lui seul aussi peut être utilisé par l'art.

Mais ne pouvant songer à employer ce produit à l'état brut, ni à se servir de celui préparé au sulfure de carbone, il a fallu trouver une préparation qui ne présentât pas les mêmes inconvénients, trop connus pour qu'il soit nécessaire de les décrire.

Celle-ci trouvée, M. Rogers a cherché, dans la confection de son hochet-biberon, à répondre à toutes les exigences énumérées plus haut.

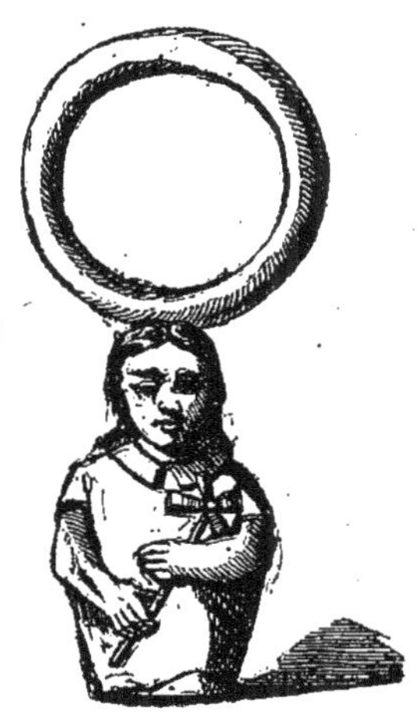

Le hochet se compose de deux parties : d'un anneau destiné à être porté à la bouche, d'un réservoir dans lequel on introduit un liquide quelconque qui, à la moindre pression des gencives ou des doigts, s'élance en jet à travers deux petites ouvertures ménagées dans le bord supérieur de l'anneau.

N'y laisse-t-on pénétrer que de l'air en plus ou moins grande quantité, on aura un hochet à air comprimé. On donnera la préférence à l'une ou l'autre manière de s'en servir, selon les indications.

Les personnes qui désireraient plus de renseignements, les trouveront dans une notice délivrée avec le hochet représenté ci-contre.

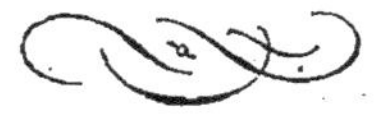